OPUSCULE
OU
ESSAI
SUR LA SURDITÉ,
LES MALADIES DE L'OREILLE
ET
LES REMÈDES CONVENABLES POUR CES AFFECTIONS,

D'APRÈS LA MÉTHODE

DE FEU LE DOCTEUR L. FRANK,

Membre de diverses Académies et autres Sociétés médico-chirurgicales, et Médecin de S. M. l'Archiduchesse impériale Marie-Louise, Duchesse de Parme, ex-Impératrice des Français ;

PAR LE Dr C. M. L......,

MÉDECIN DE PLUSIEURS FACULTÉS ET UNIVERSITÉS.

Prix : 2 fr., et 2 fr. 25 c. par la poste.

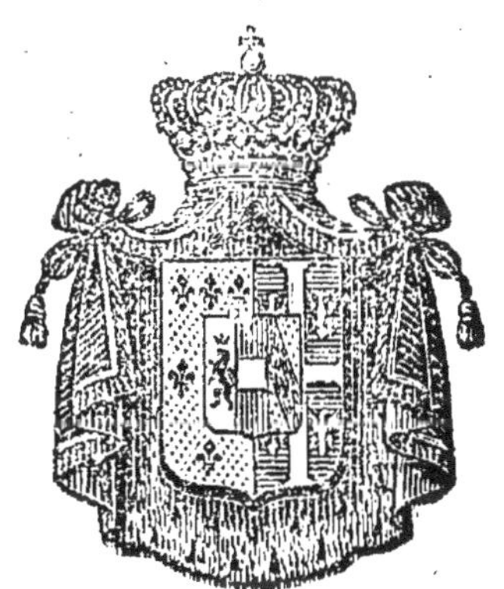

PARIS,

CHEZ L'AUTEUR, RUE SAINT-LAZARE, N° 130,

ET CHEZ GERMER-BAILLIÈRE, LIBRAIRE, RUE DE L'ECOLE-DE-MÉDECINE, N° 13.

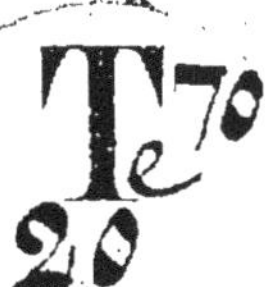

Te 70/20

OPUSCULE

OU

ESSAI

SUR LA SURDITÉ.

Epernay, Imprimerie de Warin-Thierry et Fils,
et à Paris, quai de l'Horloge, n° 61.

OPUSCULE

OU

ESSAI SUR LA SURDITÉ,

LES MALADIES DE L'OREILLE

ET

LES REMÈDES CONVENABLES POUR CES AFFECTIONS,

D'APRÈS LA MÉTHODE

DE FEU LE DOCTEUR L. FRANK,

Membre de diverses Académies et autres Sociétés médico-chirurgicales, et Médecin de S. M. l'Archiduchesse impériale Marie-Louise, Duchesse de Parme, ex-Impératrice des Français;

PAR LE Dr C. M. L......,

MÉDECIN DE PLUSIEURS FACULTÉS ET UNIVERSITÉS.

Prix : 2 fr., et 2 fr. 25 c. par la poste.

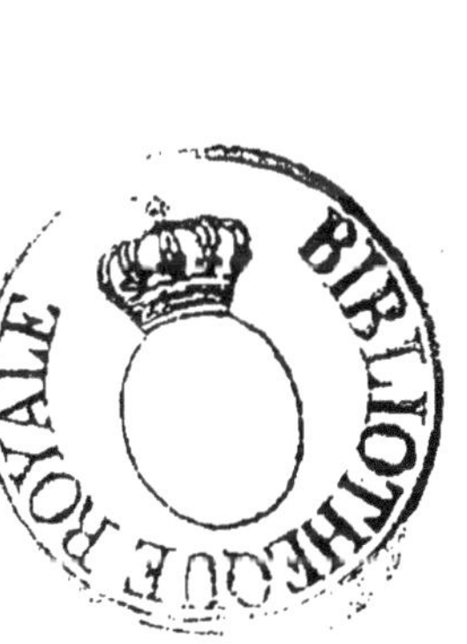

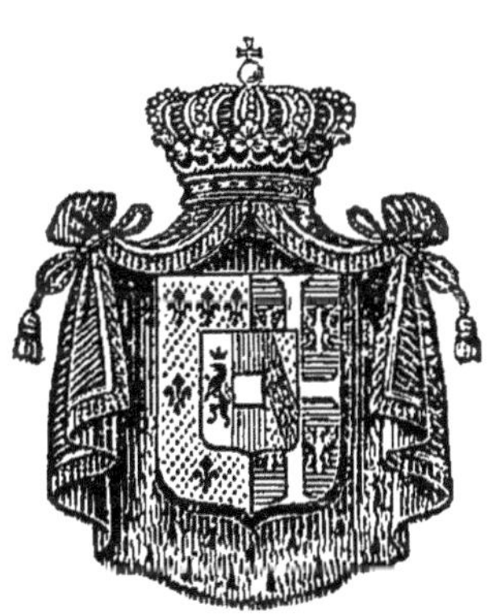

PARIS,

CHEZ L'AUTEUR, RUE SAINT-LAZARE, N° 130,

ET CHEZ GERMER-BAILLIÈRE, LIBRAIRE, RUE DE L'ÉCOLE-DE-MÉDECINE, N° 13.

1831

Consultations spéciales sur la surdité et autres affections de l'oreille, tous les jours, de neuf heures à deux heures de l'après-midi, rue Saint-Lazare, n° 130, Chaussée d'Antin.

Consultations par correspondance, en affranchissant.

INTRODUCTION (1).

Pour apprécier la perte de l'ouïe, ainsi que de tout autre sens, il faut en être privé, ou considérer attentivement le sort de celui qui a ce malheur.

Un organe aussi précieux et aussi utile à la perfection de notre être que celui de l'ouïe, mérite bien que l'on déploie toutes les ressources de l'art pour le conserver, pour le rétablir dans son état normal, ou pour combattre les maux qui peuvent altérer son intégrité.

Si la vue est nécessaire à l'homme (2), l'ouïe ne lui est pas moins utile.

La vue peut bien nous faire apercevoir les objets qui se présentent devant nous, et nous faire éviter leur atteinte lorsque nous les jugeons nuisibles à notre individu ; mais, outre que nous ne pouvons voir de tous les côtés à la fois, les ténèbres nous rendent l'usage des yeux tout-à-fait inutile.

L'ouïe est alors le sens qui veille à notre conser-

(1) Cet opuscule est digne d'être lu par les gens de l'art et les malades.

(2) Lechevin, *prix de l'Académie royale de chirurgie.*

vation; elle nous avertit non-seulement de tout ce qui est en mouvement autour de nous, mais encore de tout ce qui fait du bruit loin de nous.

Puisque de si grands avantages sont dus à l'oreille lorsqu'elle est saine, son importance lui donne donc des droits à tous les secours de l'art, dans ses maladies.

La surdité congéniale accompagne toujours le mutisme. Elle prive celui qui a le malheur d'en être affligé, du commerce mutuel ou réciproque des idées; et jamais sa faible raison ne peut se perfectionner tant qu'il restera en cet état. Il est vrai que celui qui en est atteint, est moins malheureux que celui qui en a déjà joui; il ne peut connaître cette privation, n'ayant pas connu son utilité : *ignoti nulla cupido.* C'est au chirurgien à redresser, dans ce cas, l'erreur de la nature : c'est à lui qu'il appartient de donner, par un double miracle, l'ouïe et la parole à un être animé, qui, privé de ces deux fonctions, eût à peine, dans la société, mérité le nom d'homme (1).

Cette affection apporte un obstacle insurmontable au développement des facultés intellectuelles, cette noble prérogative de l'espèce humaine.

Celui qui pourra rétablir ce sens, soit par une opération, soit par un traitement médical, aura bien mérité de l'humanité.

---

(1) Lechevin, *op. cit.*

L'auteur de cet Essai espère avoir, en partie, rempli cette pénible tâche (1). Des études spéciales sur cet organe, des voyages de plus de vingt-cinq années, dans presque toute l'Europe, une partie de l'Afrique et de l'Asie, lui ont permis un grand nombre d'expériences. L'emploi de différens remèdes, pour diverses affections de l'oreille, de nombreuses opérations sur la classe indigente, l'ont enfin conduit à des succès et à des guérisons vraiment incompréhensibles : c'est la plus douce récompense que puisse désirer un ami de l'humanité.

---

(1) Ce fut pour soulager l'auteur de mes jours que je me livrai à de pénibles recherches, que je fis de nombreux essais, qui furent à la fin couronnés du plus grand succès.

OPUSCULE

OU

ESSAI SUR LA SURDITÉ.

Les maladies et les causes qui attaquent l'organe de l'ouïe, sont très-nombreuses, et ces dernières sont très-obscures pour la plupart. Les maladies de l'oreille ont été fort peu observées, sans doute à cause des difficultés que l'on rencontre pour mettre à découvert les parties internes les plus importantes de l'oreille, et rendent par là l'étude de cet organe souvent très-difficile. Peut-être même l'anatomie n'est-elle pas complète sur ce point, et ignorons-nous encore les fonctions de certaines parties dont nous connaissons d'ailleurs la nature. On n'a pas en général assez d'occasions de disséquer l'organe de l'ouïe dans l'état pathologique, de sorte que, lorsqu'on est consulté par des personnes qui portent quelques traces d'altérations, il est difficile d'en tirer des conséquences pratiques. Les physiologistes les plus distingués ne peuvent apprécier quelle fonction particulière est dévolue à chacune des parties qui constituent l'appareil de l'ouïe.

Avouons franchement qu'on est bien arriéré dans la connaissance exacte de ce sens ; malgré de nouvelles découvertes, la nosographie et la thérapeutique des maladies de l'oreille interne, sont encore loin d'avoir atteint le degré d'avancement auquel elles sont susceptibles de parvenir. Nonobstant les recherches qui ont été faites dans ces derniers temps par des hommes d'une instruction rare, tels que *Cotugni*, *Meckel*, *Scarpa*, *Companetti*, etc., il existe encore bien des difficultés à vaincre et une ample moisson à faire. Que l'on ne soit donc pas étonné, en considérant ces entraves, du petit nombre de médecins qui se sont appliqués à cultiver cette partie de l'art de guérir, et du peu de progrès qu'a faits la thérapeutique sur les maladies de l'oreille. De plus, les personnes affectées de surdité veulent des changemens prompts dans leur état, sans s'inquiéter si les organes qui composent l'audition sont difficiles à observer, si les maladies sont longues et rebelles au traitement. On a proposé et exécuté différentes opérations pour rétablir l'ouïe, mais jusqu'à nos jours on a peu réussi, et beaucoup de personnes d'ailleurs ne veulent pas s'y soumettre.

Mais toutes les affections qui attaquent les oreilles, ne réclament pas absolument l'opération; le plus grand nombre sont susceptibles de céder à des remèdes, il est vrai peu connus, par la raison que nous venons d'indiquer, mais qui ne peuvent être douteux quand ils sont employés avec un traitement bien dirigé; et aucun médecin impartial ne révoquera en doute des guérisons de surdité, réputées très-souvent incurables. Nous pourrions citer pour témoignage un grand nombre de médecins, qui nous ont écrit les succès qu'ils ont obtenus sur des surdités qui dataient depuis longues années, en administrant notre remède. Le même résultat a eu lieu sur des sourds de naissance. On a le préjugé que ceux-ci sont incurables, tellement qu'on ne daigne pas seulement consulter, pour tenter quelques remèdes. Cependant il en existe qu'on peut essayer sans inconvéniens et très-souvent avec succès, du moins quand on emploie des remèdes pharmaceutiques, tel que la mixture organo-acoustique; s'ils n'apportent aucun changement dans la surdité, il n'en résulte rien de fâcheux ni pour le patient, ni pour le médecin. Je puis assurer que l'expérience de l'emploi de ce remède a toujours réussi, soit en rendant en totalité ou en partie l'ouïe perdue depuis longues années; surtout quand ce remède a été combiné et employé avec un traitement intérieur. Quand on exagère les succès, on perd le droit d'être cru sur parole, on ôte la confiance à celui qui en aurait besoin : aussi nous avertissons que nous n'avons nullement la prétention de guérir avec ce remède toutes sortes de surdités; mais si elles ne sont pas détruites, elles seront du moins soulagées, en combattant la cause générale. Ce sera au médecin de la maison à combiner et à diriger un traitement interne d'après la cause primitive. A la vérité le diagnostic de la surdité est d'autant plus difficile à saisir, que la cause est cachée et profonde. La sagacité à interroger le malade, nous découvre assez souvent ces affections, restées couvertes d'un voile très-épais. Jusqu'à ce jour, le pronostic a présenté les mêmes difficultés; on ne peut le porter dans le cas que nous venons de déterminer, que d'une manière conjecturale.

Il existe des cas qui font la désolation du malade et le désespoir du médecin; aussi existe-t-il peu de personnes qui n'aient gémi plus d'une fois sur l'impuissance de leur art, et n'aient désiré la découverte d'un remède dont les effets fussent assurés et constatés sans réplique. Une juste défiance de tous remèdes secrets fit hésiter de conseiller l'usage de celui-ci; mais plusieurs succès éclatans vainquirent la répugnance de tous les esprits justes et impartiaux, et son efficacité a été tant de fois constatée qu'il est le plus utile et le plus sûr de tous ceux que possède l'art de guérir. On n'est pas obligé d'en croire sur parole, on peut s'en assurer en faisant usage de cette mixture; et on engage les médecins à en faire l'essai pour s'en convaincre. Si des jeunes praticiens veulent honorer de leur confiance le médecin dirigeant, il se fera un plaisir de leur donner des conseils, soit verbalement, soit par lettres affranchies.

La surdité est la perte totale, ou une diminution considérable du sens de l'ouïe. La surdité est congéniale ou de naissance. Si elle vient quelque temps après la naissance, et à la suite d'une indisposition que nous indiquerons ci-après, elle prend la dénomination d'*accidentelle*; si ce sont les progrès de l'âge qui la déterminent, on lui donne le nom de *sénité*. Si elle n'attaque qu'une oreille, elle est *incomplète*, et *complète* si les deux oreilles en sont affectées. Si la surdité est commençante, ou que l'ouïe ne soit que dure, on l'appelle *dysécée*. La surdité est-elle bien caractérisée, on la nomme *cophose*. Le nom de *paracope* est aussi donné à la surdité dont les personnes qui en sont atteintes entendent confusément les paroles à haute voix, tandis que la perception des sons faibles est distincte, ou d'autres entendent un double son quelconque. On donne aussi le nom d'*otite* aiguë, chronique, catarrhale, purulente, interne et externe, aux inflammations; *otorrhée* muqueuse, idiopathique, symptômatique, cérébrale, primitive, consécutive : *otalgie* ou douleurs d'oreille;

enfin tout autres anomalies auxquelles l'ouïe est sujette, telles qu'*exaltation*, *dépravation*, *bourdonnement*, etc. La surdité produite par un écoulement purulent se nomme *otite chronique externe*; celle produite, soit par inflammation, pléthore, congestion sanguine, porte le nom d'*otite aiguë*. Nous tâcherons d'énumérer le mieux possible les causes qui produisent la surdité. L'air trop humide rend l'ouïe dure en augmentant le volume des parties qui revêtent le conduit; il diminue son diamètre, et ne laisse entrer qu'une plus petite quantité de rayons sonores. Ces parties, devenues moins élastiques par l'humidité qui les imbibe, amortissent en quelque sorte les réflexions du son, et diminuent par là la sensation. L'air excessivement sec est aussi contraire à l'ouïe, principalement chez les vieillards dont les membranes, surtout celles du tympan, ont déjà acquis une rigidité trop grande. La chaleur excessive est aussi contraire à l'ouïe, en ramifiant le sang dans les petits vaisseaux, en le gonflant de manière à comprimer l'expansion nerveuse, en développant une inflammation avec une espèce de tintement d'oreille produit par les oscillations augmentées des artères de cette partie. Le froid resserre aussi les ports et les petits tuyaux excréteurs des glandes cérumineuses; il épaissit l'humeur qu'elles filtrent. Telles sont les affections que l'air seul, par les variations de la température, peut produire.

L'emploi de la mixture, s'il ne détruit pas totalement cette affection, pourra y apporter un soulagement sensible. Ce remède détruit les insectes entrés vivans dans l'oreille; il peut faciliter la sortie des substances inanimées introduites dans le conduit, par mégarde ou exprès, comme le font les enfans, en détruisant la grosseur de ces substances. Les ulcères ou abcès qui se forment à la suite de maladies, ou de la sortie de ces corps étrangers, la mixture les dessèche en les cicatrisant; mais, dans ce dernier cas, il faudra rappeler l'écoulement au lieu primitif. La charpie sèche est aussi excellente pour cicatriser ces ulcères, ainsi que les excroissances fongueuses, en y ajoutant quelque onguent.

Si ces dernières ne sont pas détruites avec ces remèdes, on devra faire usage des caustiques, ou du bistouri, comme dans les polypes, soit dans le conduit auditif, soit dans la gorge ou arrière-bouche. On a recueilli des observations où l'on voit que des fièvres ont laissé à leur suite des maladies d'oreille, et même la surdité complète. Le quina administré intérieurement pendant quelque temps, employant extérieurement la mixture, a produit d'excellens résultats. Il existe aussi des maladies de la caisse, et des cavités du labyrinthe de l'oreille, produites par une substance ayant la consistance du fromage, ou par un fluide gélatineux, ou par l'air interrompu par l'obstruction du canal de la trompe d'Eustache, occasionée par une inflammation de gorge, des amygdales. Outre les douleurs qui se font sentir, il existe un bourdonnement causé par la matière qui se ramasse dans la caisse. Dans ce cas, le médecin devra faire des injections d'air ou d'eau tiède par la trompe d'Eustache. Si les maladies de l'oreille sont produites par un vice syphilitique, dartreux, etc., le traitement consistera à combattre l'affection primitive, en y ajoutant l'emploi de la mixture.

La surdité nerveuse est produite par les maladies du nerf acoustique; celui-ci étant l'organe immédiat de l'ouïe, ses maladies sont beaucoup plus difficiles à détruire, ainsi que celles produites par des chutes ou par des coups reçus à la tête. Pourtant quelques-unes cèdent à la mixture, surtout si la surdité est occasionée par la paralysie des nerfs acoustiques, comme cela arrive dans l'amaurose occasionée par la paralysie des nerfs optiques. D'autres surdités proviennent de la compression des nerfs acoustiques, déterminée par l'extravasation du sang, ou du pus, ou d'humeurs morbifiques. La surdité dartreuse ou rhumatismale se guérit en combinant l'emploi de la mixture extérieurement avec les remèdes intérieurs propres à ces maladies. La surdité provient quelquefois de l'aspersion de la tête avec de l'eau froide, de la coupe des cheveux dans un temps froid et humide, et tant d'autres causes si nombreuses et si obscures que le diagnostic serait trop long à décrire. La surdité de naissance a souvent cédé à un traitement bien dirigé, si toutefois elle ne dépend pas d'un vice de conformation; alors l'opération devient nécessaire. Les surdités héréditaires, comme tant d'autres maladies dont on apporte en naissant le germe, ou, si l'on veut, la prédisposition, sont très-souvent incurables. Nous finirons ce court exposé en citant quelques observations de guérison par l'emploi de la mixture; nous ne prétendons pas donner un traité complet de la surdité, mais prouver et ajouter quelques moyens thérapeutiques de plus pour triompher de cette infirmité.

Plus de six cents observations recueillies en France, et tout récemment communiquées par des médecins dignes de foi, pouvaient être placées ici; mais quelques-unes suffiront pour donner une idée de la vertu de cette mixture, pour différentes surdités, même de naissance. Les gazettes tant nationales qu'étrangères ont cité un grand nombre de ces guérisons.

OBSERVATIONS.

Otite externe, bourdonnement d'oreille.

Le nommé Thien, des environs d'Yvetot, âgé de 62 ans, d'un tempérament sanguin bien prononcé, se plaignait d'un bourdonnement d'oreilles qui lui occasionait une demi-surdité, surtout après ses repas, ou lorsqu'il avait fait un ouvrage un peu fatigant; il fit usage pendant trois semaines de la mixture, de lotions et injections, de bains de pieds, saignées, vomitifs, purgatifs. Il se trouva débarrassé de son affection dans l'espace d'un mois.

Surdité par métastase dartreuse.

La fille Valet, de Rouen, âgée de 30 ans, portait une dartre sur le cou, du côté droit, depuis son enfance. Elle fut traitée vers l'âge de 19 ans, par un topique que lui donna un homme étranger à l'art de guérir; la dartre disparut; mais quelque temps après elle sentit des maux de tête, avec un bourdonnement dans les oreilles, qui augmenta de plus en plus avec dureté de l'ouïe. Un an après elle était complètement sourde. L'usage de la mixture, un traitement dépuratif approprié, et un séton à la nuque, lui firent recouvrer peu à peu l'ouïe; mais il lui resta un bourdonnement.

Surdité causée par un épaississement de la membrane du tympan.

Boniface Contravel, près d'Allonville, âgé de 42 ans, totalement sourd. Cette affection a été la suite d'une fièvre cérébrale. L'usage, pendant deux mois, de la mixture a eu seul un succès complet.

Surdité. Cause inconnue.

Le nommé Cantré, âgé de 39 ans, d'une surdité dont la cause était inconnue, après avoir essayé beaucoup de remèdes, fit usage de la mixture; quelle fut sa surprise, un jour, vers la quatrième semaine, d'entendre comme un coup reçu sur l'oreille gauche, et de sentir l'organe auditif rétabli! Mais sa surprise et le plaisir qu'il éprouvait se changèrent en tristesse, quand, en se faisant injecter, le liquide passa par l'arrière-bouche dans la gorge. Un médecin qu'il interrogea le rassura en lui disant qu'il y avait rupture de la membrane du tympan, mais que ce léger inconvénient n'était nullement dangereux, et que très-souvent on pratiquait exprès en partie la perforation de cette membrane pour rétablir l'ouïe; il s'en consola aisément lorsqu'il eut parfaitement recouvré l'ouïe de ce côté, sans aucun changement de l'autre.

Surdité complète depuis 27 ans.

Bellon, d'Orléans, était tellement sourd depuis 27 ans, qu'un coup de canon ne lui produisait aucune sensation sur l'organe auditif: l'usage de la mixture et un séton à la nuque ont rétabli l'ouïe de manière à lui faire entendre le timbre d'une montre à répétition, à vingt-cinq pieds. Le traitement dura deux mois. Le journal d'Orléans a cité cette brillante guérison.

Engouement du conduit auditif externe.

La veuve Charles, de Joué près Tours, âgée de 66 ans, était extrêmement sourde depuis 15 ans; personne ne pouvait la faire comprendre: l'usage de la mixture a fait un tel effet, que le douzième jour elle commença à entendre parfaitement; la continuation de la mixture en injection pendant un mois, procura un succès complet.

Surdité par cause vénérienne.

Madame ***, ayant eu le malheur d'être atteinte d'une affection syphilitique, fut traitée avec des frictions mercurielles et la liqueur de Van-Swiéten, de manière qu'à mesure que la guérison de cette affection s'accomplissait, l'ouïe devenait dure au point que, le sixième mois, elle se trouva complètement sourde : l'usage de la mixture et un traitement bien dirigé ont obtenu un succès inattendu.

Observation d'une surdité de 18 ans, guérie dans 15 jours par l'usage de la mixture.

Monsieur,

Je ne saurais trop vous remercier des soins que vous avez apportés à rendre l'ouïe à ma femme. Vous avez parfaitement réussi, et je vous prie de recevoir l'expression de ma reconnaissance.

L. Dufay.

Calais, 7 avril 1830.

Surdité par cause cérumineuse.

Le nommé Sabatier (Mathurin), d'Avon, près de Chinon, âgé de 66 ans, était sourd depuis bien longtemps; les injections et l'application de la mixture firent sortir de ses oreilles de gros tampons cérumineux mêlés de petits poils, et lui rétablirent l'ouïe dans peu de jours.

Surdité de 15 ans, *otite purulente.*

Sourde depuis 15 ans, je dois ma guérison à l'usage de la mixture organo-acoustique.

Dame MICOINNÉ.

La signature est légalisée par M. DELAUNAY, maire de Saint-Servan (Ille-et-Vilaine).

Sourd-muet de naissance.

*Lettre adressée par les dames hospitalières d'Avranches à M. le docteur ***, qui avait guéri et opéré différentes personnes sourdes accidentellement et de naissance.*

Monsieur,

Je fus hier soir pour vous témoigner ma reconnaissance et celles de mes compagnes, pour les soins que vous avez donnés à nos pauvres sourds et muets, qui manifestent une joie très-vive quand ils entendent un bruit quelconque.

Surdité occasionée par le bruit du canon.

M. le général ****, habitant Rennes, a fait usage de la mixture pendant trois mois; son affection s'est tellement améliorée, qu'il ne se croit plus sourd.

Surdité par cause de vives affections morales.

M. le comte L...., de Parme, après avoir éprouvé des chagrins violens, par exil politique, et éloigné de sa famille, éprouva, six mois après son malheur, un bourdonnement d'oreilles, de manière que dix-huit mois après il se trouva totalement sourd. Il a recouvré entièrement l'ouïe dans l'espace de quatre mois d'usage de la mixture.

Surdité causée par une violente colère.

Madame la duchesse B...., de Madrid, vint à Paris pour se faire traiter d'une surdité, datant de quatre ans. On lui conseilla de faire usage de la mixture, avant de tenter une opération. Un traitement analogue à sa position fut exécuté avec l'usage journalier de la mixture, de manière que vers le quinzième jour, elle trouva du soulagement. La continuation pendant deux mois l'a parfaitement rétablie, et elle ne se ressent plus de sa surdité.

Surdité par suite de refroidissement.

M. Campbel ayant l'habitude de se laver la tête avec de l'eau froide, l'exécuta un jour qu'il était en sueur. Quelques jours après il fut douloureusement surpris de n'entendre plus parler les gens de sa maison. Par l'usage de la mixture et quelques sudorifiques, l'ouïe se rétablit dans l'état normal.

Surdité par excès d'étude dans le cabinet.

M. Brockmal, jeune médecin, peu fortuné, après quelques années d'études, voulut copier, faute de moyens pécuniaires pour les acheter, différens ouvrages classiques; il fut surpris, une nuit, de douleurs de tête et tintement d'oreilles; huit jours suffirent pour le rendre sourd. Après avoir consulté plusieurs confrères dans les villes d'Amsterdam, Leyde, etc., il s'avisa de faire usage de la mixture, dont le dépôt était chez M. Descorde, à Bruxelles; sa guérison ne tarda pas à se réaliser. Aussi, aujourd'hui, il l'ordonne à tous ceux qui le consultent pour cette affection.

MANIÈRE

DE FAIRE USAGE DE LA MIXTURE ORGANO-ACOUSTIQUE OU PANACÉE, POUR LA SURDITÉ ET LES MALADIES DE L'OREILLE.

Tous les soirs, étant couché sur le côté, on laissera tomber quelques gouttes du remède (1) dans le conduit auditif externe de l'oreille; on le bouchera avec un peu de coton. On en fera autant si l'affection existe à l'autre. Le matin, on ôtera le coton, et on injectera le conduit avec un peu d'eau tiède, pour entraîner au dehors des matières, s'il en existait, que le remède aura dissoutes dans la journée et la nuit. On introduira à l'entrée du conduit un peu de coton, pour empêcher l'accès de l'air, l'organe étant devenu sensible, par la pénétration plus facile sur le tympan (2). Il est très-essentiel de faire observer qu'on doit combiner un traitement interne ou externe dans certaines affections de l'oreille.

Ce traitement sera dirigé par un médecin dont la sagacité ajoutera les remèdes convenables, selon les circonstances.

On ajoutera, à la mixture, des émolliens en cas d'inflammation aiguë, les saignées générales et locales, en appliquant les sangsues à l'anus et derrière les oreilles; les ventouses scarifiées, les pédiluves sinapisés, ne seront pas négligés, les vomitifs en cas d'embarras gastriques, et les purgatifs drastiques après les saignées abondantes. Dans l'état chronique, relâchement de la membrane du tympan, les astrin-

(1) On secouera la bouteille toutes les fois qu'on fera usage de la mixture.

(2) Plusieurs fois dans la journée il est nécessaire de fermer la bouche et le nez, en soufflant fort, pour que l'air puisse pénétrer dans la caisse, afin d'en chasser les matières muqueuses qui, assez souvent, sont la cause de la surdité.

gens et toniques ; les lotions avec la mixture, mêler quelques gouttes à la décoction de quinquina, d'écorce de chêne, de grenadier, l'eau de Cologne, de menthe, ayant une vertu astringente qui tannera pour ainsi dire la membrane du tympan. Les révulsifs et dérivatifs produisent un excellent effet dans toutes sortes de *cophoses*; ainsi le moxa, les pommades stibiée, ammoniacale, surtout le séton à la nuque, sont des auxiliaires indispensables.

Si ces remèdes ne réussissent pas dans les affections où on les applique, c'est très-souvent la faute de la non-persévérance et du peu d'exactitude dans leur emploi; quand on guérit, on attribue presque toujours la cure à la nature; dans les cas de non-réussite, c'est au médecin.

Pour convaincre que cette mixture *organo-acoustique* possède la vertu que nous indiquons pour la surdité et autres affections de l'oreille, nous donnons la formule contenant les drogues qui entrent dans cette composition. Elle se trouve préparée chez les pharmaciens ci-après.

℞ Bals. fioraventi,
Id. sulfuris terebentinati,
Id. tranquillati,
Oleum amygdalarum dulcium,
Id. volatil rosmarini,
Id. hyperici,
Id. volatil rosarum,
Tinct. assæ fœtidæ,
Id. benzuini,
Id. castorei,
Id. ambræ,
Extract. gumm. opii,
Muriat. sodæ,
Fellis bovini.

Le prix de chaque fiole est de 5 et 10 francs; une seule peut quelquefois suffire, et rarement on en emploie plus de six.

LISTE GÉNÉRALE

Des Pharmaciens et autres correspondans qui ont en dépôt (1) *ce remède tout préparé.*

PARIS. — Pentaguime, pharmacien, rue Neuve-Sainte-Croix, n° 12.

AIN.

Bourg.	Martinet.
Belley.	Martin.
Nantua.	Cabanet.
Pont-de-Vaux.	Martel.
Trevoux.	Damptin, lib^re.

AISNE.

St-Quentin.	Lebret.
La Fère.	Flavignon.
Chauny.	Lecœiulhet.
Vervins.	Mallo.
Bohain.	Fouqué.
Château-Thierry.	Laurent.
Guise.	Claro.
Laon.	Vaudin.
Soissons.	Pothier.

ALLIER.

Ganat.	Sauvage.
Cusset.	Battilliat.
Montluçon.	Cartier.
Moulins.	Merrié.
Palisse (la).	Carry, libraire.
St-Porchain.	Meunier.
Vichy.	

ALPES (BASSES-).

Sisteron.	Robert.
Digne.	Hugues.
Barcelonnette.	
Castellane.	
Forcalquier.	

ALPES (HAUTES-).

Briançon.	Chancel.
Embrun.	Chapuzet.

ARDÈCHE.

Privas.	Vergne.
Argentières.	Amblard.
Aubenas.	Maurin.

ARDENNES.

Givet.	Cambien.
Sedan.	Barbet.
Rethel.	Lorphelin.
Mézières.	Cassan.
Rocroi.	Sohet fils.

AUDE.

Limoux.	Ay.
Carcassonne.	Boussaguet.
Chalabre.	Malleville.
Castelnaudary.	Roux.
Narbonne.	Barthe.

AUBE.

Bar-sur-Aube.	Simon.
Bar-sur-Seine.	Melvost, imp^r.
Troyes.	Delaporte.
Arcy-sur-Aube.	Martin.
Nogent-sur-Seine.	

AVEYRON.

Rodèz.	Dejean.
Villefranche.	Vernhes.
St-Afrique.	Vernhet.
Millhau.	Guy.

(1) Ceux qui n'en sont pas encore pourvus, et qui désirent en avoir le dépôt, sont priés de s'adresser au docteur L...... rue Saint-Lazare, n° 150.

BOUCHES-DU-RHONE.

Marseille.	Tumin.
Tarascon.	Perrin.
Arles.	Aimé Dumas.
Aix.	Icard.
Beaucaire.	Demery.
Ste-Foy.	Labrunie.

CALVADOS.

Caen.	Guérin.
Lisieux.	Mondechard.
Falaise.	Marolle.
Bayeux.	Aubré.
Vire.	Fertu.

CANTAL.

Chaudes-Aigues.	Leverdier.
Aurillac.	Beygues.
Maurillac.	Deydier.
St-Flour.	Bareyer, impr.

CHARENTE.

Cognac.	Thaumur.
Angoulême.	Hillairet.
Barbezieux.	Bassuot.
Ruffec.	Lapeyré.

CHARENTE-INFÉRIEURE.

Larochelle.	Corizeau.
Saintes.	Maitlethard.
Marennes.	Nourry.
Jonsac.	Bacheron, orfèvre
Rochefort.	Masseau.
Marans.	Fleury.
Miranbeau.	Allain, Rr.
Montendre.	Villefumade.
Pons.	Poste aux lettres

CHER.

Bourges.	Godin.
Vierzon.	Escallier.
Mareuil.	Facill.
St-Amand.	Dubreuil.
Sancerre.	Boiran-Gilles.

CORRÈZE.

Brives.	Lafosse.
Tulle.	Rainaud.
Uzerche.	Eyssartier.
Usses.	Rigaudie.

CORSE.

Porto-Vecchio.	A. Philippi.
Ajaccio.	Courand.
Calviz.	Canoppo.
Bonifaccio.	Scamorione.
Bastia.	Allessandri.

COTE-D'OR.

Dijon.	Voituret.
Auxonne.	Gastinel.
Beaune.	Barberet.
Nuits.	Lévêque.
Seure.	Tisy.
Arnay-Leduc.	Niellon.
Châtillon-sur-Seine.	Veuve Goutard.
Mirebeau.	B. p. aux lettres.
Poligny.	idem.

COTES-DU-NORD.

St-Brieuc.	Frogé.
Lannion.	Dasmar.
Lamballe.	Bataisle.
Dinant.	Robert.
Loudéac.	Veuve Conaut, épicière.
Guingamp.	Aldebert.

CREUSE.

Aubusson.	Pepin.
La Souterraine.	Dardaune.
Guéret.	Gaillard.
Boussac.	B. p. aux lettres.
Bourganeuf.	*idem.*

DORDOGNE.

Nontrom.	Quegroy.
Bergerac.	Gardet.
Tarrasson.	Lepeyre.
Riberac.	Rouchaux.
Périgueux.	Moulin.
Sarlat.	Dauriac.

DOUBS.

Pontarlier.	Roland.
Besançon.	Defosse.
Beaume-les-Dam.	Marchand.

DROME.

Valence.	Accarie.
Montélimart.	Bonnet.
Nions.	Chauvet.
Diez.	Breynat.

EURE.

Louvier.	Collibœuf.
Bernay.	Lebienvenu.
Bouchessar.	Duval.
Évreux.	Bottigny.
Verneuil.	Poste aux lettres

Pontaudemer.	Malerbe.
Vernon.	Cabaret.
Pont-de-l'Arche.	B. p. aux lettres.
Andelys.	Lamer.
Bryonne.	Morin.
Gisors.	Lucas.

EURE-ET-LOIR.

Chartres.	Amy.
Nogent-le-Rotrou.	Boudouin.
Dreux.	Marc.
Châteaudun.	Bidat.
Maintenon.	Poste aux lettres

FINISTÈRE.

Quimper,	Fatou.
Morlaix.	Monjeau.
Brest.	Freslon.
Châteaulin.	Poste aux lettres
Landerneau.	Hébrard.
Landivisiau.	Poste aux lettres
Quimperlé.	Lion, libraire.

GARD.

Nismes.	Buisson-Jarras.
Vigan.	Commeiries.
Alais.	Bourgogne.
Pont-St-Esprit.	Mermet.
Beaucaire.	Demery.
Uzès.	Gandin.
Vigan.	Brun.

GARONNE (HAUTE-).

Toulouse.	Campagne.
Montrejeune.	Larrieux.
Muret.	Lay.
Revel.	Molles.
St-Beat.	Marchand.
St-Gaudens.	Tajan.
Villefranche.	Molles, impr.

GERS.

Auch.	Boubée.
Mirande.	Bonpunt.
Condom.	Manas.
Lomber.	

GIRONDE.

Bordeaux.	Mancel.
Bazas.	Poste aux lettres
Blaye.	Coriveau.
Cadillac.	Bonnefoi.
Laflèche.	Guettier.
La Réole.	Sœurs de la Charité.
Lespare.	Poste aux lettres
Libourne.	Tronche.
Montségur.	Vigne, libraire.
Royan.	Poste aux lettres
St-André-de-Cubzac.	Poste aux lettres

HÉRAULT.

St-Chinian.	Pages.
Montpellier.	Borries.
Beziers.	Labeilhe.
Ganges.	Durand.
Bédarrieux.	Rouvière.
Cette.	Benezech.
Lodeve.	Poste aux lettres
Lunel.	Menard.
Pezenas.	Daumas, libre.

ILLE-ET-VILLAINE.

Rennes.	Fleury.
Fougères.	Heude.
Vitré.	Morel.
St-Malo.	Besnou.
La Guerche.	Barbedette.
Redon.	Stenry.
St-Servan.	Fontaine.

INDRE.

La Châtre.	Legros.
Argenton.	Pepin.
Blanc.	Courtin.
Châteauroux.	Peyrot.
Valençay.	Dablet-Ledoux.
Blanc (le).	Bergeron.
Busançois.	L. Bouillon.
Chatillon-sur-Indre.	Poste aux lettres
Issoudun.	Bodier.
Vaton.	Poste aux lettres

INDRE-ET-LOIRE.

Tours.	Margueron.
La Guerche.	Barbedette.
Chinon.	Guepin.
Bourgueil.	Jardin.
Châteaurenard.	Delaunay.
Loches.	Pousset.
Richelieu.	Poste aux lettres

ISÈRE.

Grenoble. Camin.
Bourgoin. Brossard.
St-Marcelin. Baboux.
St-Symphorien. Chavaut aîné.
Tour-du-Pin. Brossat.
Vienne. Guérin.

JURA.

Lons-le-Saulnier. Boussaud.
Salins. Roch.
St-Claude. Gérillard.
Dôle. Le Coynet.

LANDES.

Mont-de-Marsan. Bergeron.
Dax. Meyrac.
Roquefort. Poste aux lettres
St-Sever. Castaing.
Tartas. Lafond.

LOIR-ET-CHER.

Blois. Rossignol.
Vendome. Bourgogne.
Romorantin. Buzelin.
Montdoubleau. Poste aux lettres
Mortains. *Idem.*
Montrichard. Daret.
Selles-sur-Cher. Poste aux lettres

LOIRE.

St-Etienne. Couturier.
Roanne. Labor.
Rive-de-Gier. Gujot.
Montbrison. Bernard, impr.

LOIRE (HAUTE-).

Brioude. Heraud.
St-Didier. Formay.
Puy. Joyeux.

LOIRE INFÉRIEURE.

Nantes. Touanel, place Graslin.
Ancenis. Hautreux.
Châteaubriand. Duval.
Gurande. Parmantier.
Paimbœuf. Duchêne.
Savenay. Poste aux lettres

LOIRET.

Beaugency.
Châteauneuf. Moreau.
Gien. Guillemenot.
Montargis. Jouan-Brusy.
Patay. Brusse et Bidot.
Pithiviers. Machard.
Sully. Poste aux lettres
Orléans. Paques.

LOT.

Figeac. Delclaux.
Gourdon. Cabanes.
Villeneuve. Caldy et Chairon.
Cahors. Baldy.

LOT-ET-GARONNE.

Agen. Pons.
Nérac. Ricard.
Mézin. Laplaine.
Tonneins. Artaud aîné.
Villeneuve-d'Agen Caldy, libraire.

LOZÈRE.

Mende. Marcé.
Florac. Poste aux lettres
Marvejols. *Idem.*

MAINE-ET-LOIRE.

Saumur. Toucher.
Beaugé. Courteau-Moreau.
Chollet. Caternault.
Angers. Guerineau.
Beaufort. Poste aux lettres
Beaupreau. Bontemps.
Doué. Poste aux lettres
Segré. Lavielle.

MANCHE.

Carenton.
Pontason. Reverdy, imp.
Avranches. Hardy-des-Alleurs.
Coutances. Devaux.
Saint-Lô. Doray.
Cherbourg. Godefroy.
Valognes. Salles.
Villedieu. Besnou.
Granville. Orange.

MARNE.

Sézanne. Lecomte-Simon.
Epernay. Leclerc.
Menehould (Ste-). Poste aux lettres
Reims. Jolicœur.
Montmirail. Vinet-Buisson.
Châlons. Martin, Impr.

Dormans.	Fournier.
Vitry-le-Français.	Leroux.

HAUTE-MARNE.

Joinville.	Poste aux lettres
St-Dizier.	Deslaurier.
Vassy.	Lerouge, impr.
Langres.	Rebilly.
Chaumont.	Renard.
Bourbonne - les - Bains.	Rezu.

MAYENNE.

Craon.	Mercier.
Ernée.	Clouard.
Mayenne.	Chevrinais.
Laval.	Mulot.

MEURTHE.

Toul.	Toussaint.
Nancy.	Suard.
Château-Salins.	Rossignol.
Lunéville.	Delcominet.
Vic.	Leclerc.
Sarrebourg.	Mariatte.
Phalsbourg.	Réer.
Pont-à-Mousson.	Daunou.

MEUSE.

Bar-le-Duc.	Piquot.
Verdun.	Tristan.
Stenay.	Villet.
Montmédy.	Guyot.
Commercy.	Laforet (ve).
Etain.	Chalé.
St-Mihiel.	Dupont.

MORBIHAN.

Vannes.	Mauricet.
Hannebon.	Bermond.
Lorient.	Garnier.
Josselin.	Blanché.
Ploermel.	Chesnot.
Pontivy.	Martel.
Port-Louis.	Poste aux lettres

MOSELLE.

Metz.	Dessertenne.
Briey.	Guipon.
Bitch.	L. Clément.
Forbach.	Deve.
Ste-Avold.	Plessy.
Sarreguemines.	Barth.
Thionville.	Perron.

NIÈVRE.

Nevers.	Bourgeot - Mérisot.
Château-Chinon.	Poste aux lettres
Clamecy.	Chevalier.
Cosne.	Gordet, libre.

NORD.

St.-Amand.	Pluchard.
Armentières.	Battez.
Avesnes.	Buisseret.
Bassée (la).	Poulet.
Bergues.	Boedt.
Bouchain.	Droussart.
Bourbourg.	Poste aux lettres
Cambray.	Bouquet.
Cassel.	Poste aux lettres
Château - Cambresys.	Laurent.
Condé.	Deschamps.
Gravelines.	Lefur, épr.
Hazebrouck.	Huissen.
Merville.	Poste aux lettres
Orchies.	*Idem.*
Quesnoy.	Rigolet.
Turcoing.	Fontaine.
Lille.	Marçay.
Maubeuge.	Maillard.
Douay.	Coqueau.
Estains.	Souine.
Marchiennes.	Largillières.
Valenciennes.	Branche.
Bailleul.	Verthey - Lewegne.
Landrecy.	Lambert.
Roubaix.	Beghin.

OISE.

Chantilly.	Hérault.
Clermont.	Tirolles.
Noyon.	Lequeu.
Pont-St.-Maxence.	Puyeu.
Senlis.	Boniface.
Beauvais.	Larsoneur fils.
Compiègne.	Baudequin.
Méru.	Groux.

ORNE.

Laigle.	Cousin.
Alençon.	Desnos.
Domfront.	Delente.
Argentan.	Lainé.
Tinchebraye.	Guerard.

Mortagne.	Dupont.
Seez.	Latour, lib.

PAS-DE-CALAIS.

Bapaume.	Piquot.
Boulogne.	Betancourt. Blanchart.
Hesdin.	Douvergne.
Marquise.	Postel.
St.-Omer.	Delhaye.
St.-Paul.	Capron.
Samer.	Poste aux lettres
Calais.	Boudron.
Arras.	Brejeau.
Aire.	V. Duquesne.
Guignes.	Griffon.
Dunkerque.	Stivel.

PUY-DE-DOME.

Clermont-Ferrand.	Aubergien.
Issoire.	Rivière.
Riom.	Barse.
Ambert.	Croset.
Thiers.	Dufraisse.

PYRÉNÉES (BASSES-).

Mauléon.	Lagarde.
Oleron.	Piusan.
Pau.	Bras et Bidot.
St.-Jean-de-Luz.	Rambaud.
St.-Jean-pied-de-Port.	Poste aux lettres
Bayonne.	Lebœuf.
Orthez.	Maignes.

PYRÉNÉES (HAUTES-).

Argelles.	Casenave.
Barèges.	Poste aux lettres
Cauterets.	*Idem.*
Robastins.	Zoagli (mds.).
Tarbes.	Bourriof.
Bagnères-de-Bigorre.	Lavigne.

PYRÉNÉES-ORIENTALES.

Perpignan.	Fadié.
Prades.	Coder.

RHIN (BAS-).

Haguenau.	Laurent.
Saverne.	Beaumanne.
Schélestadt.	Felsen-Mayer.
Strasbourg.	Schaffers, place St-Pierre.

RHIN (HAUT).

Altkirch.	Gauts.
Mulhausen.	Claude.
Neufbrisach.	Poste aux lettres
Colmar.	Duchampt.
Belfort.	Parisot.

RHONE.

Lyon.	Mouchon fils.
Rive-de-Gier.	Guyot.
St.-Genis-Laval.	Poste aux lettres
Tarrare.	Turin.
Villefranche.	Barnier.
Vienne.	Guérin.
Beaujeu.	Gelin.
Sainte-Foy.	Abrunie.

SAONE (HAUTE-).

Gray.	Maillard.
Lure.	Gentil.
Vesoul.	Richelet.
Jussey.	Guyot.
Luxeuil.	Drahon.

SAONE-ET-LOIRE.

Bourbon-Lancy.	Poste aux lettres
Châlons.	Suchet.
Charolles.	Simonin, lib.
Mâcon.	Martin.
Tournus.	Munier.
Autun.	Cosserel.

SARTHE.

Bonnetable.	Letrone.
Fresnay.	Livet.
Lachartre.	Poste aux lettres
La Flèche.	Guettier.
Le Mans.	Blin.
Mamers.	Yron.
Sablé.	Enjeubeault.
St.-Calais.	Heurtebise.

SEINE.

St.-Denis.	Simon.
Sceaux.	Lemaire.
Bourg-la-Reine.	Poste aux lettres.

SEINE-ET-MARNE.

Corbeil.	Gelat, ve.
Dannemarie.	Poste aux lettres.
Ferté-sous-Jouarre (la).	Vary.

Fontainebleau.	Pignot.
Lagny.	Lesueur.
Meaux.	Lugan.
Melun.	Leconte fils.
Montereau.	Poste aux lettres
Mormant.	*Idem.*
Nangis.	Ve Bertel, ép.
Nemours.	Costel.
Provins.	Bellanger.
Tournant.	Goussard.

SEINE-ET-OISE.

Dourdan.	Cheuu.
Etampes.	Poilot.
Houdan.	Poste aux lettres
Magny.	Cotil.
Mantes.	Poste aux lettres
Rambouillet.	Feuillete.
St.-Cloud.	Poste aux lettres
St.-Germain-en-Laye.	Fournier.
Versailles.	Boudier.
Pontoise.	Brechot.
Arpajon.	Leblanc.
Meulan.	Vignans.

SEINE-INFÉRIEURE.

Caudebec.	Valmont.
Aumale.	Gélé.
Bolbec.	Lacaille fils.
Dieppe.	Lefèvre.
Fecamp.	Degentaya.
Gournay.	Ferrand.
Harfleur.	Poste aux lettres
Elbœuf.	Debais.
Havre.	Lemaire.
Neuchâtel-en-Bray.	Loisnel.
Rouen.	Beauclair.
St.-Valery-en-Caux.	Ve Lecœur.
Darnetal.	Leguillez.
Yvetot.	Lécaille père.

SÈVRES (DEUX-).

Melle.	Fontan.
Niort.	Clegel, conf.
Partenay.	Mercier.
Thouars.	Touraine.

SOMME.

Doulens.	Liermans.
Ham.	Laurent, lib.
Valery-sur-Somme.	Martel.
Roye.	Colon.
Amiens.	Cheron.
Abbeville.	Delacroix.
Perronne.	Louvet.
Montidier.	Besse.

TARN.

Gaillac.	Brey.
Lavaur.	Lárnabet.
Lisle.	Bournial.
Rabasteins.	Cavalier, nég.
Albi.	Berry.
Castres.	Parayre.

TARN-ET-GARONNE.

Caussade.	Poste aux ettres
Moissac.	Feyt.
Montauban.	Martres.
Luc (le).	Votrain aîné.
Brignolles.	Brun.
Fréjus.	Poste aux lettres
Grasse.	Giraudy.
St.-Tropez.	Jausserau, conf.
Toulon.	Meric.
Antibes.	Riouffe.
Draguignan.	Dupré.

VAUCLUSE.

Cavaillon.	Boquette.
Orange.	Robillon.
Avignon.	Moutte.
Apt.	Blase.

VENDÉE.

Bourbon-Vendée.	Biré.
Noirmoutier (île).	Poste aux lettres
Sables-d'Olonne.	Leroy.
Fontenay-le-Comte.	Noiret.
Luçon.	Desemis, caf.

VIENNE.

Loudun.	Poirier.
Lusignan.	Poste aux lettres
Mirebeau.	*Idem.*
Montmorillon.	Desponges.
Poitiers.	Chandort.
Chatellerault.	Seully Morteau.
Civray.	Brault Ducud.

VIENNE (HAUTE-).

Belac.	Bricé.
Dorat (le).	Poste aux lettres
Limoges.	Malaud.
Rochechouart.	Pindray.
St-Léonard.	Chaplet.

VOSGES.

Epinal.	Bataille.
Neufchâteau.	Lefebvre.
Remiremont.	Laurent.
Saint-Diez.	Noel.
Mirecourt.	Pommier.

YONNE.

Tonnerre.	Roy.
St-Florentin.	Smetana.
Auxerre.	Frémy.
Joigny.	Courtois.
Avallon.	Bouchardet.
Joinville.	Poste aux lettres
Pont-sur-Goure.	*Idem.*
St-Fargeau.	Précy.
Sens.	Gaudichon.

DÉPOTS A L'ÉTRANGER.

Alep.	Turquie.	L. Molinari.
Alexandrie.	Egypte.	Escalon.
Amsterdam.	Hollande.	Massignac.
Anvers.	idem.	Vandevelde.
Bahia.	Brésil.	Loup.
Baltimore.	Etats-Unis.	Ducatel.
Berne.	Suisse.	Rothen.
Buénos-Ayres.	Amérique-Méridionale.	Guérin fils, Séry et Buhot.
Bruxelles.	Belgique.	Descordes-Gautier, rue de la Régence.
Calcutta.	Bengale.	Coquerrelle.
Cayenne.	Amérique-Méridionale.	Dugrez.
Chambéry.	Piémont.	Bellemin.
Chaux-de-Fonds.	Suisse.	Vielle.
Constantinople.	Turquie.	Ed. Oltoni.
Courtray.	Belgique.	Vander Espt.
Fernambouc.	Amérique-Méridionale.	Naudin.
Florence.	Toscane.	L'Etendart de le Voye.
Francfort.	Allemagne.	Kraus, porte Ste-Catherine.
Gand.	Belgique.	Hellebaut, courte rue de la Monnaie.
Gênes.	Piémont.	Yves Gravier.
Genève.	Suisse.	Peschier.
Gibraltar.	Espagne.	Lagrave et Lapoulide.
Goes.	Zélande, Belgique.	Lecointre.
La Madelaine.	Ile.	Ange Viggiani.
Larnica.	Chypre.	Callimery.
Liége.	Belgique.	Lafontaine.
Lisbonne.	Portugal.	Paul Martin.
Londres.	Angleterre.	Mauduit, Regent street, 6.
Malte.	Ile de.	Eynaud.
Mexico.	Amérique-Sept.	Rosa.
Milan.	Italie.	Ubicini.
Mons.	Belgique.	Mathieu.
Monte-Video.	Amérique-Méridionale.	Don Gracia de Zuniga.
Naples.	Royaume.	Guillaume.
Neufchatel.	Suisse.	Aug. Borel.
Nice.	Piémont.	Roux.
Nouvelle-Orléans.	Etats-Unis.	Dufilho.
Ostende.	Belgique.	Gruytters.
Palerme.	Sicile.	Romégas.
Plaisance.	Duché de Parme.	Guitan Delmino.
Pointe à Pitre.	Guadeloupe.	Rosier et compagnie.
Port au Prince.	Rép. d'Haïti.	Maniére.

Port de None.	Italie.	A. Sirosoppi.
Port Louis.	Ile-de-France.	Delisse.
idem.	idem.	Letellier et compagnie.
Rio-Janeiro.	Brésil.	Plancher.
Rome.	Italie.	Laur. Jacquet.
Saint-Denis.	Ile-Bourbon.	Le Pivain.
idem.	idem.	Loupy et Toulorge.
Saint-Louis.	Sénégal.	Ve Benis et fils.
Saint-Pierre.	Martinique.	Morin.
Saint-Pierre.	idem.	Vignerte et Barbot.
Smyrne.	Grèce.	Bonhomme.
Santiago de Cuba.	Amérique-Méridionale.	Sallier.
Tinganrog.	Crimée.	Crespin.
Tournay.	Belgique.	Carette.
Turin.	Piémont.	Billot.
Varsovie.	Pologne.	Aumont.
Verviers.	Belgique.	Adolphy.
Vittoria.	Espagne.	Echagaretta.
Ypres.	Belgique.	Dewulf.
Zurich.	Suisse.	Jean Gaspard.

NOTA. MM. les dépositaires sont priés de faire insérer dans les journaux et feuilles d'annonces, qu'ils possèdent le dépôt. Tous frais sont à la charge de l'auteur.

FIN.

www.ingramcontent.com/pod-product-compliance
Ingram Content Group UK Ltd.
Pitfield, Milton Keynes, MK11 3LW, UK
UKHW021032200726
13857UKWH00004B/1707